TRAITÉ

DE

LA BOÎTERIE.

TRAITÉ

DE

LA BOITERIE,

PAR M. CHENU,

ARTISTE VÉTÉRINAIRE ET MAÎTRE
EN PHARMACIE, A DOURDAN.

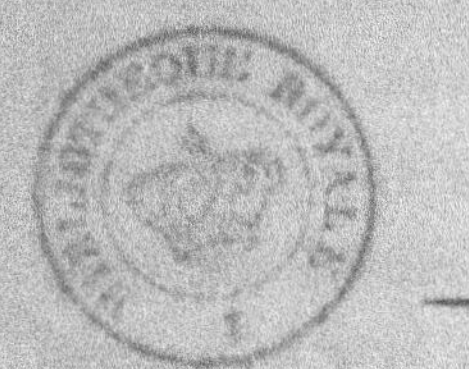

***

A PARIS,

IMPRIMERIE DE CHAIGNIEAU AINÉ.

1816.

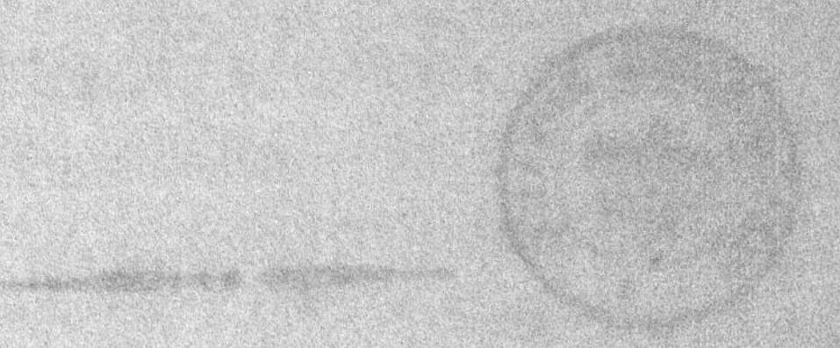

AVERTISSEMENT.

Plusieurs personnes de considération, foulant aux pieds l'orgueil, l'égoïsme et la vanité, pour s'attacher à la beauté de la nature, au bien de l'humanité, touchées des divers fléaux qui affligent l'espèce animale, et notamment de celui qui a étendu ses ravages sur toutes les bêtes à laine, m'ayant invité à composer un ouvrage qui, par sa simplicité et la brièveté de ses détails, pût être à la portée des bergers et des fermiers de toutes classes, celui que je présente au public, dégagé de ces vaines formules qui ne font qu'amplifier les objets sans les éclaircir, réunit à de courtes explications, à des principes clairs, l'inestimable avantage de pouvoir procurer à tous les marchands de moutons et aux bouchers des connaissances qui ne peuvent s'acquérir qu'avec beaucoup de temps et de l'expérience, tout en les garantissant de ces monstrueux préjugés qu'enfante l'erreur, et que l'ignorance et l'intérêt propagent malheureusement trop souvent.

Un de ses plus grands avantages est la suppression d'une infinité d'abus de tous genres qui se sont glissés et qui subsistent encore aujourd'hui dans la pratique du traitement comme dans l'administration des médicamens. Tel est ce mélange inouï de drogues plus ou moins corrosives que l'on forme pour guérir les maladies traitées dans cet ouvrage, et dont je donnerai quelques détails dans la suite. Je me suis attaché, avec autant de soin que d'attention, à supprimer cette compilation d'usages informes, plus capables d'aggraver le mal que de le porter à sa fin, et je l'ai remplacé par un petit nombre de remèdes simples, plus d'accord avec la nature, auxquels l'expérience donne la préférence, et dont l'une et l'autre reclament, depuis long-temps, les puissans bienfaits.

Loin de nous l'idée que les recettes les plus compliquées, les drogues les plus chères, soient celles qui guérissent le mieux : cette maxime a souvent entraîné dans des bévues. On peut faire beaucoup avec peu de choses, et la nature, dans la maladie, fait quelquefois plus que les secours de l'art. Néanmoins il arrive qu'on obtient beaucoup de succès avec peu de remèdes , comme il est possible aussi de n'opérer que peu de guérisons avec quantité de médicamens. Mais , ne voulant pas asservir à la mienne l'opinion du lecteur , ni capter sa confiance , je le renvoie au compte détaillé des moyens que j'ai employés et qui m'ont le mieux réussi.

Mon but étant de donner à cet important ouvrage toute l'utilité dont il est susceptible , et qu'on a droit d'en attendre , je n'ai pas craint de puiser dans les écrits des meilleurs praticiens (1) tout ce qui m'a paru pouvoir enrichir mon travail , sans cependant m'écarter de la règle que je me suis imposée ; aussi ai-je passé rapidement sur ce que j'ai reconnu ne pas être appuyé par l'expérience et les démonstrations, pour porter toute mon attention sur les observations que j'ai trouvé les plus

____

(1) MM. Chabert , Husard et Gilbert.

essentielles , et pour recueillir encore avec plus de soin ce que ces écrits ont de plus utile.

Le salut de l'humanité a été le premier goût qui se soit manifesté en moi dès l'âge le plus tendre ; aussi m'y suis-je livré de bonne heure et avec avidité : fatigues, soins, sacrifices, je n'ai rien négligé, et j'ai même pris sur les instans de mon repos le temps que j'ai employé à des recherches et aux moyens de porter à sa perfection l'art vétérinaire, si utile à la société, et cependant si négligé par le défaut d'encouragement.

Pour accroître les connaissances que j'avais déjà acquises, et m'instruire plus profondément, je veillais sans cesse et prêtais une oreille attentive à toutes les plaintes qui pouvaient venir jusqu'à moi ; rien ne me rebutait : tout fixait mon attention.

Une maladie que je ne connaissais pas, de laquelle même je n'avais pas entendu parler, quoiqu'elle affligeât les environs de mon domicile et les pays lointains, vint activer mon imagination et m'ouvrir la carrière que je brûlais de parcourir, c'était la boiterie, ou mal d'ergot, qui régnait alors et qui règne encore sur les pieds des moutons, dans plusieurs départemens. Cette maladie a tellement affligé plusieurs propriétaires, elle leur a été si préjudiciable, qu'ils ont été contraints de vendre, pour le peu d'argent qu'ils en ont trouvé, des troupeaux précieux et améliorés, et qu'ils ont douloureusement, et par nécessité, remplacés par des moutons beaucerons ou par d'autres races plus communes.

Ainsi que je viens de le dire, cette maladie m'était inconnue, mais différentes recettes employées à sa cure, et prises dans ma boutique, m'en ont donné les premières notions. J'eus grand soin de conserver lesdites recettes, et je ferai connaître les résultats que j'en ai obtenus quand je les ai mises en usage.

Le 3 juin 1812, je demandai à un cultivateur des environs de chez moi la permission de voir son troupeau que je savais être affecté de cette maladie. Ma curiosité paraissant lui faire plaisir, il me conduisit chez lui : j'examinai ses moutons et reconnus qu'ils étaient véritablement atteints du mal dont les accidens désolaient cet homme, par les frais de traitement que cette maladie lui occasionnait, sans apercevoir ni reconnaître aucune amélioration (1). Consterné et découragé même par la perte qu'il entrevoyait, sans espoir de pouvoir le sauver, il avait abandonné son troupeau. Sa situation m'affligeant, je pris part à ses peines et lui promis de mettre en œuvre toutes les expériences pour guérir ses moutons. A ce discours son courage parut se raffermir, et il se ranima encore davantage quand je lui eus dis que je n'exigeais rien si le malheur voulait que j'échouasse

____

(1) Celui qui, dans le principe, avait entrepris de soigner ses moutons, était un maréchal : il pensait les guérir avec un remède qu'il lui disait être à lui. Après avoir exercé son traitement pendant long-temps, il se trouva plus de boiteux dans son troupeau qu'il n'y en avait primitivement : c'est alors que ce malheureux propriétaire se vit contraint de le congédier.

dans mon entreprise, mais que si, dans le cas contraire, j'étais assez heureux pour obtenir un plein succès, je le laissais le maître de reconnaître mes services comme il le jugerait convenable.

Questionné par moi sur l'origine de cette maladie, ce bon homme me dit : « Au mois de juin 1811, j'avais acheté un bélier provenant d'un troupeau qui en était affecté ; huit jours après cette acquisition ledit bélier devint boiteux d'une jambe. Sans expérience, je regardai cette maladie d'un œil indifférent et ne la traitai qu'avec des astringens que j'avais l'habitude d'employer dans les échauffaisons de pieds que ces animaux ont souvent dans l'hiver. Le bélier guérit de cette jambe pour huit jours, mais au bout de ce temps le mal revint non-seulement au même pied, mais encore au pied opposé, et se propagea dans plusieurs brebis de sa troupe. C'est alors que le maréchal, qui venait souvent chez moi (c'est toujours le cultivateur qui parle), soit pour soigner mes animaux lorsqu'ils

étaient malades, soit pour ferrer mes chevaux, soit enfin pour toute autre chose, me
proposa de traiter mon troupeau ainsi que je
vous l'ai dit.

Fatigué de voir cet homme échouer dans
toutes ses entreprises, je le congédiai et me
mis, avec mon berger, à les soigner à ma
manière, avec la recette suivante :

Je prenais du gingembre............1 once.
   du verd-de-gris............1 once.
   de la fleur de souffre..........1 once.
mettant ensuite ces substances dans une bou-
teil de bon vinaigre blanc; avec cette composition je pansais mes moutons aussitôt que
je les voyais boiter et que je remarquais de
la suppuration entre les ergots; j'enlevais la
corne qui me paraissait détachée, et, après
l'avoir emportée, j'en bassinais la plaie avec
cette composition, et la laissais trois ou quatre
jours. J'augurais tellement de mon remède
qu'après le pansement je croyais mon troupeau sauvé. Mais vain espoir, soins inutiles,
au bout de huit ou dix jours la suppuration

reparaissait ; vainement je réitérai mon remède ; inutilement j'essayai un second pansement ; tous mes efforts furent superflus, je n'obtins aucun bon résultat. »

Lorsque ce bon cultivateur eut achevé son discours, je repris l'examen de son troupeau que je trouvai dans un fort mauvais état, quoique dans la pâture jusqu'au ventre. La compassion me fit jeter un regard curieux sur ces malheureux animaux, que je jugeai mériter toute mon attention, et je m'occupai aussitôt du soin de les guérir. Je m'attachai pour cela à découvrir la nature du mal, et j'employai plusieurs moyens que je décrirai quand je parlerai du traitement de cette maladie.

Nul homme ne peut se dissimuler que, pour bien traiter les animaux dans leurs maladies, il est nécessaire, et même indispensable, de s'instruire auparavant de leur organisation intérieure, de faire une étude suivie et raisonnée des symptômes de chaque maladie, des procédés opératoires, des remèdes, etc. ; qu'il faut en outre avoir un tact fin et assuré, tact qui ne s'acquiert que par la longueur du temps et par une pratique assidue, assimilée à l'art que chaque homme a entrepris de professer.

Une longue pratique est nécessaire pour perfectionner les artistes indistinctement ; le bien public exige que chaque homme reste dans son état toute sa vie : on ne saurait se trop pénétrer de ces deux conséquences. Le véritable mérite du vétérinaire ne s'acquiert pas avec l'usage des choses frivoles , ni dans des appartemens cirés; au contraire, il faut être souvent auprès des animaux souffrans , avoir l'habitude de les approcher , ne pas craindre de marcher dans la fange , se faire un plaisir de surveiller leur régime , adminis-trer soi-même les médicamens , manier les instrumens de pansement et des opérations. Heureux si en tout cela on évite toujours les coups de pieds , les coups de dents , les coups de cornes et les autres accidens attachés à la pratique.

Si l'art vétérinaire, depuis cinquante ans, a fait en France des progrès dont il est impossible de contester la réalité, il faut convenir qu'à beaucoup près il n'a pas encore obtenu toute la perfection dont il est susceptible, et qu'on a le droit d'espérer. Il règne toujours dans les campagnes des préjugés héréditaires qui s'opposent au cours de sa prospérité. Il est surtout un obstacle qui afflige d'autant plus les amis de l'art vétérinaire, qu'il est difficile de le surmonter, c'est une foule de prétendus guérisseurs, mèges, forgerons, maréchaux, bergers, se donnant pour habiles dans un art dont ils n'ont pas la moindre connaissance exacte : leur plus grand talent est de savoir saigner à tort et à travers, et la plupart ont un seul breuvage, ou un topique fait d'un amalgame de substances étonnées de se trouver ainsi réunies, et qu'ils administrent comme panacée curative de toutes les maladies ou de tous les maux, etc. Leur science la plus remarquable est celle de savoir obtenir les suffrages des particuliers ignorans qu'ils savent séduire.

De prétendus devins ou sorciers entretien-

nent aussi dans le vulgaire des idées qui dé-
gradent la raison humaine. On attribue la
plupart des maladies des animaux à des ma-
léfices, et cette erreur empêche de chercher
les causes physiques du mal, ainsi que les
moyens raisonnables pour en triompher.

D'ailleurs, personne n'ignore que la calom-
nie ne soit l'arme favorite des charlatans; ils
répandent sourdement que les vétérinaires
manquent leurs opérations, tandis qu'ils rap-
portent à leur propre gloire des cures controu-
vées, et qu'ils dissimulent le nombre des animaux qui succombent par leur impéritie.

L'audace est si puissante auprès des hommes
crédules! Mais si le public est facile à sur-
prendre, faut-il se mettre peu en peine qu'on
le trompe, comme le disait Pline?

La paresse, l'impatience naturelle à l'espèce
humaine, la disposition à supposer des choses
possibles dans un ordre de connaissances qu'on
n'a pas, portent bien des gens à donner avec
indifférence les soins du régime que l'homme
de l'art recommande avec attention, et à croire

que la boutique de l'apothicaire et l'arsenal de la chirurgie doivent fournir des armes pour combattre les maux sans retard et sans difficultés.

Quantité de propriétaires riches, et même instruits, confient le traitement des malades de leurs troupeaux à de simples bergers, ou tous autres gens sans principes et sans mœurs, au lieu d'appeler les artistes voisins de chez eux, parce que, disent-ils, une brebis ne mérite pas que l'on consulte des hommes de l'art. C'est à cette insouciance de la part des cultivateurs, qui ne s'attachent point assez à la prospérité de leurs animaux en recherchant des hommes éclairés, ou du moins qui doivent l'être, que l'on doit attribuer le retard et le peu d'expérience que l'on a sur les maladies des moutons et des bêtes à cornes. Appelle-t-on un artiste pour soigner ces sortes d'animaux, ce n'est toujours qu'après que les bergers ou les maréchaux ont épuisé toutes leurs ressources, ou bien lorsqu'on s'aperçoit que les dangers sont trop grands et que les animaux

2

sont prêts à périr. O fatale et dangereuse cupidité, que vous calculez mal votre propre intérêt! Et vous, aveugle et funeste ignorance, que de maux vous causez à l'humanité souffrante! L'artiste arrive souvent après la mort du malade, ou lorsqu'il est sans espérance. Dans ce dernier cas, si le devoir, ou plutôt la pitié, lui fait essayer quelques secours sous lesquels les animaux succombent, on crie, on murmure, on rejette la cause de cet évènement sur les remèdes qu'il a administrés; et le propriétaire, par une aveugle méfiance, ou par une coupable indifférence, congédie l'homme de l'art sans retour.

Dans l'ouvrage que je présente au public, on trouvera, avec les résultats d'un travail continuel, pénible et environné de difficultés, des observations mûrement approfondies sur les maladies qui affectent les pieds des moutons. Dans les seuls départemens de Seine-et-Oise, d'Eure-et-Loir, plus de douze mille bêtes à laine que j'ai soignées ont été guéries depuis le 3 juin 1812, que je commençai à traiter cette maladie. Ces heureux succès m'ont fait appeler depuis chez différens cultivateurs des environs de Versailles et de Chartres, pour soigner leurs troupeaux.

C'est au milieu de bergeries, le corps courbé sous la fatigue de mes bras, le visage baigné de sueurs, à travers une pratique pénible, que j'ai puisé les vrais principes de guérir cette affreuse maladie, qui, quelques jours plus tard, aurait porté le découragement chez tous les cultivateurs, en s'opposant à l'amélioration des précieux mérinos, qui font aujourd'hui la richesse de notre royaume et la leur.

Appelé chez plus de cinquante cultivateurs, j'ai opéré devant eux et leur ai démontré l'importance de mes observations ; je les ai rendus également les témoins de l'emploi des médicamens que je préparais dans ma boutique ; et tous en ont vu avec satisfaction les heureux effets dans la cure de la maladie dont leurs troupeaux étaient infestés depuis plusieurs années.

La plus grande partie de ces bons proprié-

taires, désolés, quoique pourvus de connaissances et de bon sens, lorsqu'ils me virent
tailler, ensanglanter les pieds de leurs moutons, selon les observations théoriques que je
leur avait faites auparavant, étonnés, stupé-
faits, ne doutèrent plus du succès de mes
opérations. Enhardis même, ils cherchèrent à
m'imiter, se mirent à opérer eux-mêmes, et
firent opérer leurs bergers avec moi; si bien
qu'au bout de quelques jours d'exercice, ils
devinrent aussi bons praticiens que moi, et
parvinrent seuls à terminer les maux dont ils
étaient affligés.

C'est aux invitations réitérées de ces braves
cultivateurs que je me suis déterminé à mettre
cet ouvrage au jour, quoique dépourvu de ce
qui pourrait le rendre aussi utile qu'intéres-
sant : c'est au temps et à l'expérience à le
porter à son degré de perfection. Néanmoins,
et en attendant, je pense que le point de vue
le plus avantageux sous lequel on doit le con-
sidérer, quant au fond, est celui d'y voir d'a-
bord la description du mal, ensuite les causes,

et en dernier lieu les moyens d'y remédier. A cet effet, et pour mieux remplir le plan que je me suis proposé, j'ai cru devoir y traiter de toutes les maladies qui ont leur siège dans les pieds des moutons, trop souvent prises les unes pour les autres. J'invite donc tous mes confrères, et même les cultivateurs instruits, à s'occuper soigneusement de cet important objet, pour le porter au point où il est susceptible d'arriver; et, pour leur en faciliter les moyens, je me suis déterminé à classer mon ouvrage dans l'ordre suivant :

1°. Je commence par la définition de la *boiterie* ;

2°. Je fais la description extérieure et intérieure du pied, pour mieux faire connaître les moyens de bien opérer, et montrer les dangers qui peuvent arriver dans les opérations ;

3°. La description du *crapaud* ne me paraissant pas la moins essentielle, elle occupera une des premières places dans ce Traité ;

4°. Suit la description de la *bleime*, qui affecte très-souvent les pieds des moutons, et qui a beaucoup d'analogie avec la précédente;

5°. Vient après le *mal-blanc*, qui a son siège entre les deux sabots, ou les ergots, et sur les couronnes;

6°. Le *fourchet*, qui est une maladie particulière aux moutons, et qui a son siège dans la bifurcation du pied, terminera ce petit ouvrage.

Enfin, je crois n'avoir rien négligé pour rendre mon travail aussi utile qu'intelligible, tant aux personnes de la campagne, qu'aux amateurs et aux artistes; heureux si mes efforts m'ont conduit à ce but; mais plus heureux encore si ce faible essai peut me mériter la bienveillance et la considération des personnes pour lesquelles je l'ai entrepris.

LA BOITERIE

EN GÉNÉRAL.

La boiterie n'est autre chose qu'une altération plus ou moins considérable dans le mouvement des membres, et à laquelle l'animal est déterminé, comme malgré lui, et par la douleur.

Les degrés de la boiterie se manifestent, soit que l'animal feint seulement, soit qu'il boite tout bas, soit qu'il marche sur trois jambes : dans l'un ou l'autre cas ce mal ne peut échapper aux regards de l'homme instruit. Il est aisé encore de remarquer que dans le repas même, autant qu'il le peut, l'animal soulage le membre malade par un mouvement retrograde vers le corps, en le portant entièrement ou en partie sous les autres membres. Par sa seule agitation, ses mouvemens, pour ainsi dire convulsifs ou concentrés, on peut encore reconnaître le membre attaqué ; quelquefois il est plus fléchi, d'autres fois plus roide, plus étendu, mais toujours il est moins chargé. Deux sont-ils souffrans à-la-fois? tour-à-tour ils sont soulagés par l'animal, et on le voit s'appuyer bien moins long-temps sur celui qui est affecté. Lorsque le mal est dans les deux membres antérieurs, on voit l'animal s'efforcer de porter en avant les deux pieds de derrière; alors il tient la tête haute ; mais si, au contraire, les parties souffrantes sont les membres postérieurs, il a la tête basse, engage les pieds de devant sous le centre de gravité.

Il est indispensable de bien rechercher la cause première d'où procède la boiterie, afin d'y appliquer plus sûrement des secours. Elle se manifeste quelquefois par des plaies, des ulcères, des tumeurs ; on distingue de la chaleur dans le toucher : la pression des doigts fait aussi développer une certaine sensibilité qui la décèle.

Si l'on veut avoir une idée juste de la boiterie, il faut examiner avec attention le membre affecté lorsqu'il est peu sensible, ce qui, dans le principe, n'est pas sans difficulté ; mais suivant l'animal dans sa marche, on le verra éloigner sensiblement ce membre de la charge du corps, et s'y appuyer plus ou moins de temps, selon la force du mal. Quelque peu d'observations, et une attention scrupuleuse, pourront aider à en bien juger et à en donner quelques notions.

On remarque quatre temps dans la part que chaque membre prend à l'allure : le premier est le lever; le second est le soutien, moment où le pied avance tant soit peu sans monter ni descendre; le troisième temps se montre dans le poser, instant où il regagne le sol; et le quatrième enfin est dans l'appui, ce qui se voit lorsque le pied qui a touché le sol supporte sa part du poids du corps jusqu'à un nouveau lever. Dans ce cas, toujours, le membre boiteux fait son lever plus vîte, son soutien devient plus long, son peser plus tardif, et son appui est faible et de peu de durée. Le membre qui correspond au malade, au contraire, fait son appui plus long, et les autres temps sont restreints pour soulager son coopérateur.

Que le mal soit faible, qu'il existe à un membre antérieur, la tête s'élève au moment où ce membre fait son appui, et la charge se prolonge sur le bipède opposé. Mais si la douleur est vive et forte dans un des membres antérieurs, l'animal tient le pied levé, reporte la charge sur les membres postérieurs , se soulève et saute du pied antérieur.

L'embarras accroît le désir de connaître, et de ce désir naît celui qui nous procure les connaissances nécessaires pour parer au mal. En s'attachant donc à tous les mouvemens de l'animal, si la douleur a lieu dans l'un des membres postérieurs , on voit la tête s'abaisser dans le moment où ledit membre fait son appui , et le poids du corps se rabattre sur le devant pour le soulager, tandis que l'autre membre postérieur accélère son poser pour prolonger son appui.

C'est au moyen de toutes ces remarques que l'on peut distinguer sûrement si la boiterie est à l'un des membres de devant , ou si elle existe dans un de ceux de derrière, si c'est le droit ou le gauche qui s'en trouve attaqué.

Lorsque ce mal, dans les grands animaux , tels que le cheval , l'âne, le mulet ou le bœuf, affecte à-la-fois les deux pieds antérieurs, ces animaux souffrent beaucoup, marchent difficilement et avec peine , et, tout en engageant les extrémités postérieures sous le centre de gravité, pour mieux porter la majeure partie du corps , ils ne font pas moins d'efforts pour se transporter d'un endroit à l'autre. Il n'en est pas de même des moutons; si la douleur est dans les pieds, ils se mettent à genoux, et, dans cette attitude, marchent encore assez pour fourrager et même pâturer dans les champs.

Si les deux pieds postérieurs sont attaqués ensemble, il est de toute impossibilité de faire mouvoir les grands animaux cités plus haut ; mais les moutons, par un instinct qui leur est naturel, engagent les deux extrémités antérieures sous le centre de gravité, et par-là se procurent du soulagement : quelquefois même ils se mettent à genoux ou ne posent que très-légèrement les pieds malades sur le sol ; dans ce dernier cas, souvent on les voit se coucher.

Le plus cruel de ce mal et le plus à craindre, ce sont les quatre pieds attaqués à-la-fois dans les grands animaux précités : triste situation où les remèdes n'opèrent qu'à moitié, ou bien se trouvent de nul effet : ces animaux périssent presque toujours sur le fumier, se refusant aux secours qu'on voudrait leur administrer. Différens de cela, les moutons marchent encore un peu, en tremblant à la vérité, et comme s'ils marchaient sur des ronces ou sur des épines, mais lorsqu'ils souffrent par trop, ils restent couchés et ne sortent pas de la bergerie.

Déjà j'ai dit qu'il fallait examiner avec un soin extrême tous les mouvemens des animaux, et je ne puis cesser de le répéter, car c'est de ce soin que peuvent venir les connaissances nécessaires à apporter à la boiterie. Dans les chevaux, si elle n'est que récente et peu sensible, elle s'aperçoit difficilement si on ne les fait que marcher au pas, mais, avec la précaution de les faire trotter sur le pavé ou sur la terre ferme, elle ne peut échapper à l'œil pénétrant de l'homme de l'art. La chose est toute contraire dans les moutons qui, lorsqu'ils courent, ne peuvent laisser voir s'ils sont boiteux, par cela seul qu'ils galoppent toujours du devant et trottent du derrière, ce qui, quelquefois, les fait sauter par devant, comme lorqu'ils boitent. Aussi, voulez-vous vous assurer s'il y a des moutons boiteux dans un troupeau ? faites allonger la troupe, commandez qu'on la fasse marcher le plus doucement possible sur le pavé ou sur un terrain dur : et pénétrez-vous bien que c'est à l'aide de ce soin, que c'est par cette marche lente et mesurée que vous pourrez découvrir la boiterie dans les moutons.

Lorsqu'une fois vous serez assuré que la boiterie existe, que vous aurez reconnu le membre où elle a son siège, vous devrez chercher la partie la plus souffrante : le plus souvent ce mal règne dans le pied ou entre les ergots, et alors il peut s'y trouver un ulcère ou *crapaud*, une *bleime*, une fracture, etc.

On ne devra pas regarder comme extraordinaire de trouver entre les deux ergots de la terre desséchée, des *phlictènes* ou vessies, plus connues sous la dénomination de *mal-blanc* : on pourra y rencontrer également une coupure et le *fourchet*, qui a son siège à la bifurcation du pied, entre les deux paturons. Mais, dans la suite, je détaillerai plus amplement toutes ces maladies, en enseignant les moyens de les traiter en particulier.

S'il arrivait que le mal ne se trouvât point au pied, il faudrait porter son examen aux autres parties du membre, ou à quelques parties environnantes ; il se pourrait que ce fût une distension, une contusion, une plaie provenant de la morsure d'un chien, une tumeur, un cordon spermatique dans les mâles, ou enfin une fêlure, ou une fracture complète.

Dans presque tous les animaux les boiteries douloureuses des membres postérieurs engendrent le marasme, et, si l'on n'y apporte de prompts secours, ruinent ces animaux en partie ou en totalité.

Mais, avant d'entammer les détails sur les maladies qui affectent ordinairement les pieds des moutons, je crois devoir faire connaître la partie extérieure et la structure anatomique du pied de ces animaux, afin de me rendre plus intelligible dans la description de mes opérations, et pour en mieux faire sentir le manuel.

Description extérieure et intérieure du pied des moutons.

La nature a formé le pied des moutons fourchu à compter du boulet ; ils ont conséquemment deux doigts terminés l'un et l'autre par un petit sabot de corne, que l'on nomme vulgairement ergot, et dans lequel sont contenues les parties constituantes du pied.

Si l'on porte un regard attentif depuis ce boulet jusqu'aux deux sabots (partie du membre qu'on nomme les paturons), que l'on s'attache à la partie antérieure et mitoyenne de chaque paturon, on verra qu'il existe un léger enfoncement en forme de gouttière, au bout duquel se trouvent une ouverture et une espèce d'aréole d'où sort un petit faisceau de poils. Dans une longueur de onze à quatorze millimètres (5 à 6 lignes), cette ouverture forme un sinus tortueux, glanduleux même, qui d'abord s'enfonce horizontalement de devant en arrière, au-dessus des sabots, et qui remonte ensuite, en se contournant, de devant en arrière. Ce sinus est formé par un repli de la peau nullement troué, ainsi qu'on a pu le croire : au milieu de son intérieur il est garni de poils très-fins ; on y distingue une infinité d'orifices qui répondent à un corps graisseux, glanduleux, sécrétant une humeur sébacée, grisâtre, et tellement pénétrante, qu'il serait de toute impossibilité de manger les pieds de moutons si l'on ne prenait le soin d'enlever ledit sinus.

Cette partie, que j'appellerai poche, a le fond beaucoup plus large que l'entrée ; elle est enveloppée médiatement de beaucoup de graisse, et immédiatement du corps glanduleux dont j'ai parlé plus haut ; lequel corps fournit une humeur qui se filtre dans son intérieur ; il s'y trouve en outre une grande quantité de vaisseaux artériels et veineux qui forment un lacis sur la surface : cette poche reçoit encore un nombre très-considérable de nerfs qui, en se réunissant, lui servent en quelque façon de gaîne.

Cet organe est surtout particulier aux moutons : dans l'état de santé il fournit une humeur propre à lubrifier l'ongle et ses parties adjacentes; c'est un émonctoire de même nature que ceux qu'on aperçoit sous les grandes angles des yeux, aux arces, et sous le ventre. Ledit organe est sujet aussi à une maladie que l'on nomme le *fourchet*.

Au-dessous du paturon est l'ongle ou sabot, qui, dans tous les animaux bidactyles, présente une forme triangulaire, dont la pointe se trouve à la partie antérieure, autrement appelée pince : à la partie postérieure est la base, plus connue sous le nom de talon.

Le pied renferme deux os principaux, le coronaire, ou deuxième phalangien; l'os du pied, ou troisième phalangien. Si l'on veut porter le doigt à l'extérieur dudit pied, on sentira au-dessus du sabot une espèce de saillie au-delà de l'os coronaire; et c'est cette ligne extérieure que l'on nomme couronne. L'endroit qui forme l'arc, et où la peau s'unit à l'ongle, a été qualifié du nom de bourlet. On appelle la muraille ou la parois, toute la surface qui se prolonge du haut en bas, et tout autour du pied , à partir du bourrelet jusqu'à terre, dont la pointe , ou partie antérieure , est la pince , les talons la partie postérieure. Les côtés extérieurs sont les quartiers , et les internes , à prendre de la pince jusqu'à la partie moyenne , sont les arcs-boutans. On remarquera que la sole est cette partie du sabot qui pose à terre; elle est plus molle que la paroi : ce que l'on appelle fourchette dans tous les bidactiles , est l'interstice des deux doigts.

Après avoir enlevé la peau depuis le boulet jusqu'au sabot , on parviendra à découvrir la gaîne aponévrotique qui ceint toute la partie inférieure du membre et se porte jusqu'au sabot : cette membrane , naturellement faible et mince , est d'un tissu extrêmement serré , ce qui donne de la force au membre.

Sous ladite membrane , et à la partie postérieure de l'os du canon , se trouvent les tendons fléchisseurs, lesquels, se divisant en deux le long des os du paturon , viennent s'implanter aux parties postérieures et inférieures de la dernière phalange ou os du pied.

Les tendons extenseurs siègent à la partie antérieure du canon; lesquels se divisant, comme les premiers , sur les parties antérieures des os du paturon , vont également

s'implanter dans les parties supérieures et antérieures de l'os du pied.

Chacun sait que l'usage habituel de ces tendons est de faire mouvoir les pieds, les uns
en avant, les autres en arrière, soit à droite,
soit à gauche, selon leur position.

Lorsqu'on est parvenu à emporter le sabot,
on aperçoit un réseau considérable de nerfs
et de vaisseaux de toute espèce, qui forment
entre eux une quantité prodigieuse de petits
feuillets qui s'engrènent avec ceux du sabot,
pour fortifier la corne, lui donner de la nourriture et la régénérer.

A la partie inférieure on trouve une couche
plus ou moins épaisse d'un tissu graisseux et
vasculaire, nommé la sole de chaire, dont
tous les vaisseaux viennent s'aboucher avec
la sole de corne.

Toutes les graisses et toutes les autres parties
molles enlevées, on aperçoit l'os du pied et
l'os coronaire, articulés ensemble et mainte-
nus par des ligamens et une gaîne ligamento-
nerveuse, qui enveloppe cette articulation.
La forme de l'os du pied est conique : sa pointe
forme sa partie antérieure, et sa base, qui
s'articule avec le coronaire et le naviculaire,
forme le talon. Il est à propos d'observer que

ces os sont très-spongieux et susceptibles de se carier; qu'ils attachent les tendons fléchisseurs à leurs parties postérieures et inférieures , de même qu'aux parties antérieures et supérieures, viennent s'implanter les tendons extenseurs, etc.

Pour ne pas estropier les animaux dans les opérations que l'on peut avoir à faire , il importe de bien connaître le pied des moutons; et de se bien pénétrer encore qu'il est assujéti à diverses maladies que j'ai déjà citées, et que je vais détailler en commençant par le *crapaud*.

Du Crapaud.

Le *crapaud* ou mal d'ergots dans les moutons, indifféremment appelé *pesagne, piétain, mal-blanc*, etc., est une affection ulcéreuse, squirreuse, cancéreuse , épizootique, contagieuse même, qui affecte le pied de ces animaux.

Cette maladie a été ainsi nommée, parce qu'elle a beaucoup de rapport avec celle que nous connaissons sous cette même dénomination dans le cheval; mais elle a par dessus cette dernière l'avantage d'être bien moins dangereuse, et plus facile à guérir dans les moutons que dans les chevaux ; elle est beaucoup plus douloureuse chez les premiers que chez les autres, parce qu'ordinairement les bêtes à laine qui en sont attaquées, boitent tout bas, au lieu que le cheval, au contraire, n'en boite que lorsque l'ulcère dépasse le niveau de la paroi du sabot.

Pour l'ordinaire, ce mal prend naissance par une légère tuméfaction, une faible inflammation et une espèce de maladie qui, d'abord, contraint l'animal à boiter légèrement ; puis, se propageant dans la fourchette vers l'un des talons, ou dans les deux à-la-fois, il survient un boursoufflement de chair fongueuse qui ressemble à un fic, ou poireau ; un suintement ulcéreux, fétide, accompagné de douleurs plus ou moins considérables, qui fait boiter l'animal tout bas, quand il n'est affecté que d'un pied à-la-fois et dans les deux sabots ; mais s'il n'y a qu'un côté, ou un seul doigt de malade, l'animal boite beaucoup moins, parce qu'il peut encore s'appuyer sur le doigt qui n'est pas attaqué.

Il est aisé de s'apercevoir lorsqu'un doigt est pour être atteint de ce mal ; le sabot s'allonge prodigieusement ; d'autres fois il se jette en dedans ou en dehors, et de-là les douleurs qu'éprouve l'animal en appuyant son pied sur le sol. De ce faux aplomb, aussi résultent des tiraillemens, des pincemens qui font détacher le sabot de part et d'autre, soit à la face interne, soit à la face externe; mais le plus habituellement aux talons.

L'ulcère qui naît de ce mal n'a point de siège fixe : tantôt il se manifeste au bord interne et au bout de l'arc-boutant vers la pince ; quelquefois il prend naissance dans le centre du pied, sous la sole; mais le plus ordinairement, c'est vers le talon que cet ulcère commence à paraître. L'inflammation que ce mal produit est si forte, elle devient si considérable, que le pied en est promptement endommagé dans toute son étendue : l'animal alors est triste, il a une fièvre plus ou moins forte, selon la douleur qu'il ressent; il cherche souvent à boire, et mange moins que dans l'état de santé.

S'il arrive que les deux pieds antérieurs soient attaqués à-la-fois, les moutons vont à genoux : la fièvre augmente, les douleurs sont plus aiguës, la tristesse plus grande, et ils sont dévorés par une soif ardente qui leur survient avec la perte de l'appétit.

Lorsque ce sont les pieds postérieurs qui se

trouvent affectés, l'animal à le soin d'engager
les membres antérieurs sous le centre de son
corps, afin de soulager par-là ceux qui sont
plus ou moins malades : dans ce cas, le mouton marche la tête baissée ; quelquefois il se
met aussi à genoux pour adoucir les maux des
membres attaqués ; d'autres fois encore, il se
couche à chaque instant. Toute grande qu'est
la souffrance de ces animaux dans cette situation , elle n'est rien encore à côté de celle
qu'ils éprouvent quand les deux pieds de droite
ou de gauche sont affectés, qu'il y en a trois,
ou quelquefois même quatre de malades; ils
font pitié à voir ; leurs douleurs sont si fortes,
qu'ils ne peuvent plus marcher, n'y se tenir en
aucune manière; s'ils essaient à le faire, ils
semblent marcher sur des épines, ils ont les
quatre jambes ramassées sous le corps, le dos
en contre haut, et ils tombent à tout moment.
C'est dans cette pénible situation qu'on découvre les symptômes que j'ai cités ; qu'on les
voit s'augmenter d'intensité ; alors les animaux dépérissent à vue d'œil si on ne s'em-
presse de leur porter des secours. Une fièvre
violente les abat tellement, qu'ils ne peuvent
plus se lever ; leurs flancs battent, s'agitent,
leur figure devient terne, le nez se retire, et

tout annonce un entier anéantissement lorsque les quatre pieds sont malades à-la-fois.

Les douleurs sont encore beaucoup plus vives dans le principe du mal, que lorsqu'il y a long-temps que les bêtes en sont attaquées ; néanmoins j'ai vu des moutons en qui la corne d'un des deux pieds, quelquefois même des quatre, était si bien désunie de la sole de chair et des feuillets , qu'on s'apercevait à peine s'ils étaient boiteux.

Il est des animaux chez lesquels il se forme un écoulement de matière fétide, mais qui ne paraît que dans la fourchette, sans porter plus loin ses ravages. Cet écoulement est ce que les bergers appellent communément *fourchette échauffée* ou *mal-blanc*. Il se manifeste par des ravages plus ou moins grands , la matière pénètre dans les feuillets qui unissent la corne à l'os du pied ; et, lorsque cette matière est ancienne, il n'est pas extraordinaire que l'os et l'articulation en soient offensés. Toute la sole se décompose alors ; elle devient spongieuse, s'arrache au moindre tiraillement ; si l'os et l'articulation sont endommagés, l'animal souffre considérablement, et ne peut se servir d'aucune des extrémités affectées.

A cet écoulement d'humeur sanieuse et

fétide, il se joint, pour l'ordinaire, un engorgement squirreux de nature toute particulière, plus ou moins fort, et qui existe dans les tissus vasculaires et cellulaires qui unissent la paroi à l'os du pied. Alors le pied s'enfle, devient le double plus gros que son pareil; ses fibres deviennent filamenteuses, se séparent et s'allongent en forme de pinceau. Le suintement naît ensuite et devient de plus en plus fétide ; l'ulcération envahit tout le tissu vasculaire et cellulaire du pied entier, et on voit bientôt le sabot se soulever, l'ongle se dessécher dans toute son étendue, et finir quelquefois par tomber de lui-même.

Cet engorgement de la nature du carcinome est très-dur; on remarque à travers les tissus quantité de rayons blancs dans la longueur des feuillets, qui sont plus ou moins larges, selon que l'engorgement est plus ou moins volumineux : lesdits rayons ne doivent être considérés que comme un épanchement d'humeur limphatique ; il s'y rencontre, parfois, du sang desséché tel que dans les *bleimes* : ces rayons alors sont grisâtres, rougeâtres, etc. La corne qui recouvre cet engorgement est bosselée, très-dure ; coupée, elle est blanche comme du papier dans son intérieur, parce qu'elle ne reçoit plus de nourriture de la part des feuillets. De pareils engorgemens ont toujours lieu dans le côté externe et sous le quartier du sabot. Il y a un point de suppuration à la face interne dans quelques-uns, soit à la pince, soit sous la pointe de l'arc-boutant qui correspond au centre interne du pied.

Tous ces progrès augmentent la douleur, celle-ci accroît la boiterie ; toute la partie inférieure se trouve engorgée : le bourrelet, la couronne sont tuméfiés, et quelquefois comprimés par la paroi, desséchée alors et resserrée immédiatement au-dessous : la carie de l'os du pied affecte les tendons ainsi que les cartilages ; fort souvent il y a ankilose ; les vaisseaux de la partie affectée sont variqueux ; on y aperçoit des taches noires et livides ; l'humeur qui découle de cet ulcère est noirâtre, d'une odeur aussi forte que fétide. Plus de transpiration, plus d'exsudation d'humeur ; celles qui se font ordinairement dans l'état de santé, entre les doigts et par les glandes du *fourchet*, sont nulles.

Cause de cette maladie.

Le crapaud est regardé en France comme observé depuis peu dans les moutons, ou du moins il y a apparence qu'on ne l'a jamais vu aussi fréquemment qu'aujourd'hui. Quantité de cultivateurs et de bergers m'ont protesté ne l'avoir jamais vu. Cependant le célèbre M. Chabert, mon maître, mon ami, dont j'aimerai toujours à me rappeler le nom, parce que c'est à lui que je suis redevable du peu de connaissances que j'ai acquises dans l'art de traiter et de guérir les animaux ; M. Chabert, dis-je, l'a très-judicieusement observé et détaillé à la page 213 et suivantes de ses *Instructions et Observations sur les maladies des animaux*, publiées en 1791. Il en donne un détail très-succinct que je rapporterai plus loin.

On ne connait pas encore bien positivement les véritables causes de cette maladie : plusieurs raisons me portent à croire qu'elle est contagieuse, et qu'elle nous est venue d'Espagne avec les troupeaux qui en ont été amenés, et que de-là elle s'est propagée et communiquée à nos races communes et améliorées : ce qui me confirme cette assertion, ce sont les discours de plusieurs voyageurs instruits qui, pendant nombre d'années, avaient séjourné dans ce pays, et y avaient remarqué que cette maladie y était très-fréquente et regardée même comme rebelle au traitement. Elle est

tellement dangereuse et redoutée, me disaient-
ils, que les habitans de ces contrées, qui ont
quelques ressentimens contre leurs voisins, ne
peuvent leur désirer plus de mal qu'en leur
souhaitant cette épizootie dans leurs troupeaux.

Constamment occupé, depuis quatre ans, à
la recherche des principes de cette maladie,
au milieu de plus de douze milles bêtes affectées que j'ai ou traitées ou examinées, il m'a
été possible d'observer qu'elle se communi-
quait très-facilement par la cohabitation des
animaux attaqués, avec les bien-portans. Le
temps et l'expérience m'ont démontré cette
vérité qui, depuis, m'a été confirmée par le
rapport de plusieurs cultivateurs de ma connaissance. Ces bons propriétaires m'ont dit
avoir éprouvé d'une manière étrange les effets
de cette maladie; partie pour avoir acheté
des béliers provenant d'un troupeau affecté,
d'autres pour avoir mêlé des brebis ou des
moutons en proie à cette épizootie, avec d'autres
sans maladie. Enfin ses effets sont si prompts
et si subtils, que quelques bêtes en ont été
atteintes pour avoir seulement passé sur les
traces d'un troupeau infecté, etc. Je laisse au
temps et aux bonnes observations que l'on
pourra faire à confirmer ce que j'avance.

Quelques personnes ont dit que cette maladie pouvait avoir été occasionnée par des animaux microscopiques : ils la nomment *véritable chique des moutons*, et la traitent avec un spécifique qu'ils regardent comme infaillible (l'acide nitrique) et qu'ils emploient, disent-ils, pour tuer l'animal parasite, ou afin d'éviter une plaie longue et dangereuse.

S'il n'est pas encore permis de lever le voile sur l'erreur dans laquelle paraissent être tombées ces personnes, on peut néanmoins assurer qu'elles se sont trompées en avançant que cette épizootie provenait d'animalcules qui allaient s'enfoncer sous le centre de la corne : comme beaucoup d'autres, elles ont confondu les effets avec la cause, car il est physiquement démontré, et tous les praticiens instruits dans la médecine et dans la pathologie assurent qu'il se forme dans les matières excrémentitielles, purulentes, excrétoires et en putréfaction, une quantité plus ou moins grande d'insectes de différens genres ; preuve, les vers qui se mettent dans les plaies, etc., etc.

On pourrait assurer avec de plus justes raisons, que les véritables causes de cette maladie sont, dans le principe, extérieures ou locales, comme l'a sagement avancé M. Chabert ; et

que le plus ordinairement elles dépendent de
la sécheresse et de la chaleur excessive du sol,
soit que cette chaleur provienne du soleil, soit
qu'elle se trouve produite par la fermentation
des fumiers sur lesquels on laisse séjourner
les animaux, soit enfin qu'elle résulte de quel-
qu'autre cause particulière.

Moyens curatifs.

Dans les premiers traitemens de cette maladie, on a eu recours à plusieurs moyens que
j'ai aussi mis en usage dans mes premiers
essais, mais que bientôt après je me suis empressé de corriger en les simplifiant.

1°. De toutes les différentes recettes dont
j'avais connaissance, je commençai par employer celle-ci :

Gingembre................... 1 once.
Fleur de soufre............. 1 once.
Vert-de-gris. .... 1 once.

Je mettais toutes ces substances dans un litre
de bon vinaigre blanc ; avant d'en faire usage,
je les laissais infuser pendant vingt-quatre
heures. Mon remède ainsi préparé, je décou-
vrais le mal en enlevant, du mieux qu'il m'é-
tait possible, la corne qui recouvrait l'ulcère.
Lorsque la partie affectée se trouvait toute dé-

couverte, je la bassinais avec ma composition ci-dessus, et par le moyen d'un petit chiffon entortillé au bout d'un petit bâton : les plaies ainsi pansées et non enveloppées, je laissais aller les animaux. Mais, pour mieux juger de l'effet de mes pansemens, je me déterminai à envelopper quelques-unes de ces plaies avec un linge et des étoupes imbibées dans la même composition, et à laisser les uns et les autres de ces animaux pendant trois jours dans cet état ; ce terme expiré, je les examinais : les plaies étaient sèches, les animaux ne boitaient pour ainsi dire plus ; le pied s'était séché aussi, mais la corne qui n'avait point été enlevée, à son tour était devenue si sèche, elle s'était si fort retirée, qu'il était impossible de la tailler sans ébrécher l'instrument : en vain j'employai l'onguent de pied pour tâcher de l'amollir; tous mes soins furent inutiles. Dant cet état, néanmoins, les animaux marchaient pendant huit jours ou davantage ; mais le mal reparaissait ensuite dans un endroit, ce qui nécessitait une nouvelle opération qui devenait plus difficile que la première, par cela seul que l'ongle était desséché. Plusieurs fois j'ai employé ce moyen sans obtenir aucun heureux résultat, au contraire, il restait aux animaux qui s'en trouvaient guéris, des paralysies des doigts, occasionnées par des ankiloses ou par des nerfs retirés, etc.

2°. Nouvelle épreuve, nouvelle composition:

Noix de Galle............ 1 once.
Vitriol bleu.............. 2 onces.
Sublimé corrosif.......... 1 once.
Alun de roche .... 3 onces.
Vert-de-gris............. 1 once.

Toutes ces substances, pulvérisées et infusées dans deux litres de vinaigre blanc, ne m'ont pas donné un meilleur résultat que les précédentes.

3°. Un autre moyen bien moins compliqué (*l'acide nitrique*) est conseillé par plusieurs agronomes savans. Ces auteurs recommandent de bien nettoyer les pieds des animaux, d'en amincir la corne sans aller au vif ni mettre les chairs ou l'abcès à découvert, afin d'éviter une plaie longue et dangereuse.

Cette maladie étant regardée par eux comme occasionnée par des animaux microscopiques qui forment ces ulcères, ils disent à ce sujet que le nettoyage du pied et l'amincissement de la corne servent à montrer plus facilement le lieu de l'abcès, indiqué par une place blanche elliptique, qui se prolonge dans le sens de la longueur de la corne. Le pied ainsi préparé, ces agronomes conseillent d'imbiber les barbes d'une plume avec l'acide nitrique, de passer cette plume une ou deux fois en sens contraire, afin que l'eau-forte puisse traverser la corne et tuer par-là l'animal parasite prétendu, qu'ils croient être la cause de cette maladie.

Rassuré par leurs discours, j'ai essayé de mettre ce moyen en usage, mais sans aucun succès apparent ; je pense même qu'il est trop caustique pour être mis à la disposition des bergers qui ne sont pas en état d'en pénétrer l'effet. Le trop peut détruire l'action vitale des parties constituantes du pied, et par-là occasionner des paralysies, des ankiloses ; ce que j'ai vu souvent dans les troupeaux près desquels j'ai été appelé, et que des personnes mal instruites avaient primitivement traités par ce moyen.

Outre son insuffisance, ce moyen a encore l'inconvénient de rendre la corne si dure, qu'il est impossible de la couper, ce qui fait dévier le pied de côté ou d'autre, et fait renaître la maladie presque aussitôt après sa guérison.

Le quatrième moyen est celui qu'ordonne M. Chabert ; mais les soins multipliés qu'il réclame, le nombreux appareil qu'il exige le rendent presqu'impraticable; on pourra en juger par le détail suivant :

La cure de cette maladie, dit-il, est facile et prompte, d'autant qu'elle n'est pas négligée. Il faut visiter souvent les pieds des animaux, afin de ne pas donner au *crapaud* le temps de faire des progrès; car ne l'entreprendre que lorsque l'animal indique par la douleur, la chaleur et la claudication, qu'il est affecté, serait l'exposer à maigrir, à subir des opérations douloureuses, et un pansement d'autant plus long que la maladie est ancienne.

Dès que l'on s'apercevra qu'un mouton est attaqué du *crapaud*, on devra lui tremper le pied dans l'eau tiède, l'y laisser séjourner pendant une demi-heure : on l'examinera bien ensuite, puis, avec un canif bien tranchant, on enlevera toute la partie de l'ongle, soit de la sole, soit du sabot, qui se trouvera affectée. Cette opération achevée, on remettra le pied dans la même eau chaude, pour l'y laisser saigner l'espace d'un quart d'heure environ : on pansera après la partie opérée avec un plumasseau imbibé dans l'eau de Rabel, ensuite on enveloppera tout le pied d'un cataplasme fait de mie de pain et d'eau, de feuilles de mauve, de violettes ou d'épinards, selon que l'une ou l'autre de ces substances se trouve plus facilement et plus commodément.

Ce pansement, l'eau de Rabel et le cataplasme devront être renouvelés le lendemain; par la suite on pourra se contenter de renouveler le plumasseau seulement, imbibé dans l'eau de Rabel, jusqu'à ce que l'ongle soit rassuré, et qu'il ait acquis sa consistance naturelle; ce qui peut avoir lieu au bout de trois ou quatre jours au plus, surtout si les pansemens ont eu lieu dans le principe du *crapaud*.

Lorsque la maladie est ancienne, l'opération et le pansement se pratiquent de la même manière, mais avec cette différence, que l'on est obligé d'amputer toute la sole et une plus ou moins grande quantité du sabot. Il importe essentiellement de ne pas négliger ces amputations, parce qu'une fois l'ongle attaqué de cette maladie, toute génération lui est interdite, et que c'est exposer l'ongle sain à être affecté à son tour, en conservant une partie de celui qui est vicié.

L'animal opéré et pansé doit rester dans la bergerie jusqu'à ce qu'il ne boite plus. Pour l'ordinaire, il est en état d'aller aux champs au bout de quatre, cinq, six, sept ou huit jours au

plus tard ; mais si on le presse de suivre le troupeau, on le fatigue , on le fait dépérir, et on re-
tarde l'instant de la guérison.

J'ai fait usage des quatre moyens que je
viens d'indiquer; je les ai employés tous les
quatre en même temps sur le premier troupeau où j'ai pu faire mes opérations ; et avec
le soin de mettre autant de bêtes affectées pour
chacun de ces moyens, je suis parvenu à guérir tout ledit troupeau , mais non sans beaucoup
de peine; tellement que je me suis vu contraint
de renoncer aux trois premiers desdits moyens,
pour terminer ma cure avec le quatrième, vu
que ceux-là desséchaient par trop les pieds des
moutons. Je me suis aperçu encore que cette
astriction diminuait la capacité du sabot , que
conséquemment les parties contenues dans ce
même sabot se trouvaient resserrées, même
étranglées, et que cela occasionnait , au bout
de quelques jours, une nouvelle inflammation
qui faisait reparaître le mal sous des symptômes plus alarmans et plus dangereux même
que la première fois.

Enfin, après bien des soins et beaucoup de
mal , j'ai terminé ma cure avec les moyens
qu'indique M. Chabert. Mais lesdits moyens,
tout excellens qu'ils sont , ne peuvent être mis

en pratique que par celui qui n'a que trois ou
quatre bêtes de malades; mais un propriétaire
qui en aurait quatre ou cinq cents d'affectées,
pourrait-il avoir assez de domestiques pour
soigner à la fois un pareil troupeau de moutons? il faudrait qu'il eût à sa porte une armée
nombreuse, ou qu'il mît en réquisition tous les
habitans des villes ou villages avoisinant son
domicile. Par sa trop grande complication donc,
je regarde ce moyen comme impraticable, du
moins dans certaines circonstances.

Pour en simplifier la pratique, j'ai cru devoir employer l'eau de Rabel seule, mais j'ai
également échoué dans cette tentative; elle n'a
pas mieux réussi que les trois premiers moyens,
quoiqu'à différentes fois j'aie employé les onc-
tions d'onguent de pied.

Convaincu par le temps et l'expérience que
tous ces moyens étaient ou insuffisans, ou trop
compliqués, à force de recherches et d'épreuves,
je suis parvenu à en trouver de plus simples et
de plus efficaces.

J'ai composé une liqueur qui, à l'aide d'une
opération méthodique, a la propriété de chan-
ger en bien le mode d'action des parties affectées de ce virus, sans en endommager l'action
vitale, ni entraîner aucun des accidens dont

j'ai parlé, quand même on en emploierait le double de ce qu'il faut.

Cette liqueur est déjà connue sous le nom de liqueur spécifique pour le mal de pieds des moutons, et je m'en réserve la composition.

C'est donc, je le répète, d'après toutes ces observations et toutes ces preuves, que je suis parvenu à connaître cette maladie qui affecte un si grand nombre d'animaux; aussi je la considère, sous tous les rapports, comme épizootique, contagieuse, par la certitude que j'ai acquise qu'elle se communique facilement, ainsi que je l'ai dit ailleurs.

On reconnaît plusieurs temps dans cette maladie. Dans le principe, elle est inflammatoire, mais ce temps n'est pas d'une aussi longue durée dans ces animaux et dans les bêtes à cornes, qu'elle l'est dans tous les autres animaux domestiques; vient ensuite la suppuration, à laquelle succède l'induration qui, à son tour, est bientôt suivie d'une ulcération plus ou moins compliquée, suivant le temps que le mal est resté sans secours.

Lorsque le besoin me fait appeler au secours d'un troupeau où il y a des malades, mon premier soin est de porter un regard attentif sur toute la troupe, afin de m'assurer de la quan-

tité de boiteux ; cet examen terminé, je fais dis-
poser des endroits pour contenir séparément
les animaux sains et ceux qui se trouvent affectés ; et pour mieux les visiter, je prends ces
animaux les uns après les autres, j'opère ceux
qui sont malades, et pare les pieds qui ne sont
point attaqués : de cette manière, rien ne peut
échapper à mes recherches.

Les animaux sains ainsi séparés des malades, avant toute opération, on devra avoir le
soin de faire nettoyer les bergeries, d'en faire
enlever le fumier, et de veiller à ce qu'il soit
remplacé par de la paille blanche aux uns
comme aux autres ; alors, muni d'une serpette
bien tranchante, d'un bistouri droit, ou d'une
bonne feuille de sauge, d'une paire de ciseaux
courbe, on pourra opérer. On devra aussi tenir près de soi un seau d'eau fraîche et une
éponge pour nettoyer les pieds et les instrumens dans les opérations. Afin d'opérer plus
sûrement et plus commodément, si on le trouve
plus convenable, on pourra s'asseoir.

On saisira le mouton, on lui liera les trois
pieds avec une corde, ne laissant libre que le
pied que l'on doit opérer ; on fera à celui-là,
au-dessus du boulet, une ligature fortement
serrée avec de la ficelle, pour parer à l'hémor-

ragie pendant l'opération. Cette ligature ainsi faite, on coupera avec des ciseaux tous les poils qui pourraient nuire ou gêner dans le travail.

Lorsque ce pied sera préparé, on coupera toute la corne que la suppuration aura désunie, sans négliger de bien examiner si le reste est sain, ce que l'on pourra connaître à la couleur uniforme de toute la corne. Si, au contraire, la corne a des dispositions à se ressentir du mal, la corne de la paroi du quartier est plus épaisse; dans sa coupure, elle est blanche comme du papier; c'est alors qu'on devra sentir la nécessité d'enlever, depuis le bourlet jusqu'à la sole, et par légère portion, toute cette partie blanche, afin d'éviter autant que possible de faire saigner la partie malade. Mais si l'on remarquait que le quartier, la pince, l'arc-boutant ou le talon fussent désunis d'avec leurs feuillets, il ne faudrait pas craindre d'emporter tout le sabot.

Si le mal était dans son principe, et qu'il n'y eût que de l'inflammation, ou quelque peu de suppuration dans la fourchette, à la pince ou au talon, on enleverait l'arc-boutant dans son entier. Par-là s'opère une saignée qui dégorge la partie malade, et en amène quelquefois la guérison, sans qu'il soit nécessaire d'avoir recours à d'autres moyens : on fera attention de n'en laisser aucune portion , car cela pourrait occasionner une forte compression de laquelle résulteraient des douleurs considérables qui , au lieu de l'adoucir, rendraient le mal plus dangereux.

Dans le cas d'induration et de suppuration tout ensemble, circonstance qui renaît souvent et forme les gros pieds, on peut enlever tout le sabot et le bourlet même, et s'il se trouve en rester, l'opération devra se recommencer dix ou douze jours après. La corne enlevée, on prend un bistouri bien tranchant pour enlever à son tour l'induration. Cette opération avance de beaucoup la guérison.

S'il arrivait qu'il y eût ulcération, ou que quelquefois le sabot se disposât à tomber , que les fibres fussent filamenteuses , séparées et allongées, formant une espèce de pinceau ; que les vaisseaux parussent variqueux , qu'il y eût des taches noires et livides dans le fond de cet ulcère, ce qui annoncerait que les os sont cariés, on devrait alors ôter le reste du sabot et faire disparaître aussi avec le bistouri toutes les parties désorganisées par la matière corrosive de l'ulcère. Si les os sont cariés, on les découvre entièrement.

Alors , et pour porter le travail à sa fin, on

lavera le pied, que la ligature qu'on aura faite au-dessus du bourlet aura empêché de saigner par trop; ensuite, avec une espèce de pinceau fait avec de la filasse, ou un petit chiffon imbibé dans la liqueur spécifique, on passera de cette liqueur sur tout le pied, et le pansement et l'opération seront terminés. On n'oubliera pas d'ôter la ligature placée au-dessus du bourlet, et on laissera aller l'animal. Que l'on ne s'effraie pas de la quantité de sang qui pourra sortir après la levée de la ligature; cette hémorragie n'est pas à craindre, au contraire, elle a quelque chose de salutaire, en ce qu'elle dégorge les vaisseaux qui, en pareil cas, sont toujours engorgés.

Le même animal pouvant avoir en même temps plusieurs pieds malades, rien ne pourra empêcher qu'on les opère de suite, et qu'on les panse tous, fussent-ils tous les quatre affectés.

Les animaux malades seront mis à l'infirmerie, et on ne négligera pas de leur donner à boire et à manger.

Si la quantité de malades était tant soit peu considérable, on pourrait avoir deux infirmeries; dans l'une on déposerait les plus affectés, comme exigeant plus de soins, et on mettrait

dans l'autre ceux qui ne seraient que légèrement attaqués ; on éviterait, par cette précaution, que les derniers tourmentassent les
autres.

Il ne peut y avoir aucun danger de les laisser tranquilles dans cet état pendant deux jours,
mais, au bout de ce temps, on s'occupera du
soin d'un nouvel examen : on leur nétoiera
bien les pieds pour les leur graisser avec de
l'onguent de ce nom (1), après avoir été opérés,
et on les laissera encore trois ou quatre jours
en repos.

Si cet examen n'offrait qu'une faible amélioration, qu'on s'aperçût que les pieds eussent
encore de la suppuration, que la nouvelle corne
se détachât aussi, on la releverait de nouveau,
on panserait la plaie comme la première fois,
et avec la même liqueur.

Huit ou dix jours après la première opération, on peut parer tous les pieds, et s'assurer
par-là si la corne nouvellement poussée est
bonne. Il n'est pas inutile non plus d'enlever
l'escarre qu'a formée la liqueur, lors de son
application sur le vif.

On ne saurait apporter trop de précaution dans

---

(1) Cet onguent se trouve chez tous les pharmaciens.

l'enlèvement de cette escarre, parce qu'elle empêche la bonne corne de se développer facilement, et aussi, pour ne pas occasionner une nouvelle saignée de pied qui, à cette époque, doit
avoir obtenu sa guérison. Il ne serait pas éton-
nant cependant qu'il s'en trouvât quelques-uns
qui ne fussent pas entièrement guéris, tels que
ceux qui avaient de gros pieds ou des os cariés,
car la nature du mal alors n'est plus la même.
Un dépôt de matière critique s'est formé dans
une partie quelconque du pied, les chairs sont
roses, vermeilles, la matière est épaisse et n'a
plus une odeur aussi forte qu'auparavant ; il
faut, dans ce cas, découvrir la plaie de nouveau
et avec la même précaution, la panser avec la
liqueur, et, deux jours après, la graisser comme
la première fois. On continuera jusqu'à parfaite guérison, qui ne peut aller au-delà d'un
mois pour les plus malades, lorsqu'ils ont été
bien soignés.

Mais il est une autre circonstance beaucoup
plus grave, et qui doit fixer toute l'attention
de l'homme de l'art et du propriétaire, c'est
lorsque la carie affecte l'os du pied, les cartilages, les tendons et la capsule de l'articulation.
Toute la partie inférieure du membre est considérablement engorgée, et, dans cet état, l'a-

nimal souffre beaucoup. On ne doit pas hésiter alors à faire l'amputation du doigt, ou à emporter la dernière phalange, ou autrement l'os du pied. Souvent j'ai fait cette opération, sans qu'il en soit résulté aucun accident; au contraire les animaux auxquels je l'ai fait subir ont été guéris aussi promptement que les autres.

La plaie devra être nétoyée après cette opération, et pansée avec un plumasseau imbibé de la liqueur spécifique, ensuite on enveloppera le pied avec des étoupes ou un linge.

Au bout de quatre à cinq jours on levera cet appareil, et chaque jour on aura le soin de panser la plaie avec un simple digestif composé de deux onces de térébenthines et d'un jaune d'œufs bien battus ensemble.

Jusqu'à ce que les chairs soient redevenues roses et qu'elles se disposent à la circulation, on continuera ce pansement. La plaie devra rester à découvert et abandonnée aux soins de la nature (1).

Au lieu de digestif, j'ai souvent employé l'onguent de pied, et j'en ai obtenu le même résultat.

____

(1) Voyez la note à la page 69.

De la bleime.

De tous les maux dont la nature a affligé l'espèce animale, si la *bleime* n'est pas le plus dangereux, elle est au moins l'une des maladies qui cause le plus de douleurs aux animaux, parce qu'elle n'attaque en eux que les parties sur lesquelles ils se soutiennent et qui peuvent donner du mouvement à leur corps.

Ce qu'on appelle *bleime* n'est autre chose qu'une contusion, ou une meurtrissure sous la sole, le plus ordinairement sous les arc-boutans, près de la pince des sabots, soit aux pieds antérieurs, soit aux pieds postérieurs des moutons. On voit parfois dans le principe, ou à la suite de cette foulure, le sang s'épancher dans le tissu cellulaire de cette partie même; il s'y forme une inflammation sanguine ou ecchymose si on n'y remédie promptement, et bientôt après du pus, qu'on voit ordinairement fluer entre les deux ergots : la matière aussi souffle au poil, c'est-à-dire, qu'elle se dirige vers la face interne de la couronne, au-delà de la pince. Mais lorsque la *bleime* siège sous la pointe de l'arc-boutant et sous le centre de la sole, la matière pénètre plus souvent et plus aisément dans la fourchette que partout ailleurs.

Le temps a démontré que les *bleimes* étaient plus fréquentes dans les pays où il y avait beaucoup de boues argileuses, à l'entrée ou à la sortie des fermes ou des villages.

La cause première, que l'on peut nommer la cause essentielle de cette maladie dans les moutons, est due à cette même terre argileuse et molle qui s'amassent entre les deux ergots, s'y dessèche tellement, qu'elle devient quelquefois comme de la terre cuite. Rarement on voit plusieurs pieds affectés en même temps de cette maladie.

Ainsi que dans celles que j'ai déjà citées, les premiers symptômes de la *bleime* s'annoncent par la boiterie : c'est pourquoi, aussitôt que l'on remarque qu'un mouton boite, il est essentiel de s'en saisir de suite pour examiner le membre boiteux ; et si, comme je l'ai dit, il se trouvait de la terre desséchée entre les deux ergots, pour parer le pied, il faudrait l'ôter avec une serpette qui est l'instrument le plus propice à cette opération, ou , si on l'entend mieux, enlever jusqu'au sang les deux arc-boutans, parer la corne à la rosée afin de la rendre plus flexible à la pression des doigts.

Rien ne pourra empêcher de parer le pied à la rosée, quand même il ne s'y trouverait aucun amas de terre qui pourrait s'être ôté d'elle-même, ou que l'on n'apercevrait ni inflammation, ni suppuration ; ne fût-ce que pour s'assurer si la meurtrissure existe ou non, cette opération est nécessaire. Dans le cas contraire, toute la corne qui recouvre la partie affectée, devra être enlevée, ainsi que je l'ai expliqué, pour ne faire qu'une plaie simple ; cela finit, on pourra, sans crainte et sans aucun pansement, laisser aller l'animal. L'hémorragie qui suit de près cette opération, est plus faite pour tranquilliser que pour inspirer de l'effroi, en ce qu'elle ne peut être que salutaire à la partie affectée qui, je le répète, est toujours engorgée en pareil cas.

Si l'on remarquait que la *bleime* donnât de la suppuration, que le pus eût détérioré les feuillets et même l'os du pied, ce qui arrive fréquemment quand on a trop tardé à y faire attention, alors on devra enlever toute la partie détachée de l'ongle, et tout le sabot même si les ravages du mal l'exigent.

L'ongle ainsi emporté, en partie ou en totalité, avec un instrument tranchant, on enlevera toutes les parties qui se trouveront désorganisées par l'affluence du pus, ensuite on lavera la plaie avec de l'eau fraiche. Il sera non moins utile de la toucher avec de la liqueur spécifique, recommandée par la maladie, dite le *crapaud*.

Il est urgent également de graisser le pied vingt-quatre heures après avoir été opéré, car de ce seul pansement résulte ordinairement la guérison du mal.

Du mal-blanc.

Par une erreur, ou plutôt par une ignorance qui tient à l'état pour lequel la nature les a fait naître, les bergers appellent *mal blanc* toute maladie, quelle que soit sa nature, qui affecte les pieds des moutons; mais moi, à qui de longues études et quinze années de pratique ont donné quelques connaissances de la nature des animaux, je regarde ce mal comme une ampoule, une flictène qui établit son siège entre les deux sabots ou ergots, aux talons, et aux couronnes des pieds des moutons, des vaches, des cochons, etc.

Ce mal est essentiel ou symptomatique.

S'il est essentiel, l'animal qui en est affecté ne l'est que des symptômes qui accompagnent cette maladie, tels que la boiterie, etc.; mais pour cela il ne se trouve pas dégoûté.

Est-il symptomatique (ce qui arrive le plus ordinairement), le malade est dégoûté, triste, abattu : il y a cessation de la rumination, suppression de lait dans les mères qui nourrissent ; une infinité d'humeur sécrétaires, etc. Pour l'ordinaire ces derniers symptômes sont toujours les avant-coureurs de la boiterie ; et ce n'est que lorsque la maladie essentielle est déclarée, qu'elle arrive à son déclin, que ce mal se montre et fait boiter l'animal. Je recommande bien toutes ces observations : j'invite les hommes de l'art et les cultivateurs à s'en bien pénétrer ; toutes sont le fruit du temps et de l'expérience, et je les ai puisées dans les fièvres malignes et pestilentielles que j'ai traitées, et à travers les ravages de l'épizootie qui, en 1812, s'est manifestée sur les vaches et sur les moutons ; lesquels animaux se sont trouvés avoir des *aphtes* (chancres) sur la langue, dans la bouche, etc. Les animaux attaqués de cette maladie ont des dépôts considérables de cette nature.

Lorsqu'au milieu de ces cruelles maladies, je voyais ce mal se manifester, je disais hardiment que les malades étaient sauvés, et le temps n'a jamais démenti ce que l'expérience me faisait avancer.

On s'aperçoit que le *mal-blanc* est essentiel lorsqu'il s'annonce par la claudication, par la chaleur et la douleur de la partie : quelques jours après il paraît entre les deux sabots, au talon, ou autour des couronnes, une ou plusieurs *ampoules*, ou *flictènes*, plus ou moins grosses, et dans lesquelles se trouve renfermée une humeur séreuse, limpide, presque inodore, qui fait boiter l'animal tout bas, et l'empêche même de se servir de la jambe malade. Si les deux extrémités antérieures sont affectées, la bête se soutient sur ses genoux; mais il ne lui reste plus de point d'appui, il est contraint même de rester couché et souffre cruellement, quand les extrémités postérieures sont attaquées, surtout lorsque les deux membres le sont en même temps.

Souvent il arrive que les quatre pieds sont pris à-la-fois, et cela par suite de grandes maladies, mais on ne le voit que rarement si le mal est essentiel.

N'y a-t-il qu'un pied attaqué, le mal n'a qu'une apparence de gravité; l'animal, le mouton surtout marche aisément dans cette situation, par l'habitude qu'il a de se tenir sur trois jambes ; mais la vache ressent des crises bien plus cruelles, et ne peut marcher ; cette maladie étant plus dangereuse chez elle et dans toute cette espèce de bétail, ses douleurs sont beaucoup plus fortes.

Par exemple, ce mal ne se fait pas ressentir aussi sensiblement qu'au fourchet, et ne dure pas aussi long-temps quand il a son siège entre les deux sabots ou aux talons ; mais sa longueur égale ses dangers quand il affecte les couronnes du pied, en ce que la matière que ce mal renferme peut pénétrer dans les sabots et les faire tomber (1) : plus de négligence alors, plus de crainte, il faut promptement faire l'ouverture de ces petites tumeurs.

Causes.

Jusqu'à ce jour tout a paru nous convaincre que la cause de cette maladie était due à la grande chaleur, à la fatigue qu'éprouvent les pieds de ces animaux en marchant sur des terrains arides, pierreux, sablonneux, princi-

---

(1) Ce cas est très-rare ; le plus souvent, et presque toujours même, le mal a son siège entre les deux sabots et aux talons, et c'est à la nature elle-même qu'en est réservée la cure.

palement après les moissons, dans les chau-
mes, etc.; mais personne ne peut nier que le
fumier des bergeries n'y contribue en grande
partie; et qu'encore la négligence que l'on
apporte à faire curer ces bergeries engendre la
propagation : que les moutons, contraints par
le mauvais temps d'y rester des journées en-
tières, ne peuvent qu'être victimes de l'insalu-
brité de ces habitations.

En 1808 cette maladie s'étant manifestée
dans plusieurs troupeaux de cultivateurs des
environs de mon domicile, j'ai été à même
d'en observer les effets avec le plus grand soin,
et j'en ai découvert les véritables causes : d'a-
bord, dans l'été, après les moissons, elle a
attaqué tous les moutons de la même contrée :
ces moutons allaient pâturer tantôt à travers
des terrains arides, et tantôt au milieu des
sables qui leur brûlaient les pieds. Tant qu'a
duré la sécheresse, la maladie n'a point varié,
et elle a cessé aussitôt que la terre a été dé-
trempée.

L'hiver de 1812 a encore donné carrière à
mes observations : cet hiver a été très-long.
Dans une ferme où j'ai été appelé, le troupeau
était dans des bergeries très-chaudes, et dans
lesquelles on laissait croupir une grande quan-

tité de fumier : néanmoins ce troupeau était
en très-bon état, quoiqu'une grande partie des
bêtes qui le composaient fût boiteuse d'un ou
de plusieurs pieds. Le mal guérissait-il à un
pied, il prenait aussitôt naissance à un autre,
et cette propagation allait toujours croissant.
Je visitai les pieds de ces animaux, et par-là
j'eus connaissance de la maladie. Le traitement
que je me suis empressé d'ordonner a parfai-
tement réussi, tous ont été guéris en très-peu
de temps.

Traitement.

Lorsqu'après l'examen que l'on aura pu
faire des animaux malades, on se sera bien
assuré des symptômes et des causes du mal,
le remède à y apporter sera bien simple et
très-facile, principalement si la maladie est
essentiellement locale; mais si elle est symptomatique, il faudra suivre une toute autre marche, et la traiter aussitôt après qu'on en aura
connu la cause (1).

---

(1) J'ai vu des moutons affectés des aphtes autour des
lèvres et dans la bouche, boiter tout bas sept ou huit jours
avant que le *mal-blanc* ne parût. L'examen que j'en ai fait
ne m'a pas montré qu'il y eût de la douleur, ni de la cha-

Je ne pourrais entrer dans de longs détails à ce sujet, sans m'écarter du plan que je me suis proposé dans ce court traité (1). Je me contenterai de parler du mal essentiel, seulement pour les différencier des autres maladies qui affectent les pieds des moutons, et qui sont reconnues comme les plus dangereuses.

Le premier soin de l'homme de l'art, celui qui doit l'occuper principalement, c'est de chercher à écarter le mal; ensuite il doit s'attacher à reconnaître si ce mal a été occasionné par la chaleur ou l'aridité des champs; et dans ce cas empêcher que les animaux y soient menés, pour pâturer, dans la grande chaleur du jour, si on n'a pas des endroits ombragés pour les faire paître: si les trop grandes frai-

---

leur extraordinaire, ce n'a été que lorsque les boutons chancreux furent développés et près de leur déclin, que le mal s'est manifesté dans toute sa force. Après avoir traité méthodiquement la maladie essentielle, on en abandonne le reste à la nature, qui, par sa force, la fécondité de ses ressources, et son instinct habituel, triomphe souvent où l'art fait naufrage.

(1) On trouvera l'exposé de ces maladies dans les *Instructions et Observations sur les maladies des animaux domestiques*, par MM. Chabert, Flandrin et Huzard, année 1793, pages 154 et suivantes.

cheurs du matin et du soir ne s'opposaient
pas à ce qu'on les y menât dans ces instans,
on parerait souvent à ce genre de maladie.

Remarque-t-on que ce mal soit la suite d'un
trop grand amas de fumier et de l'extrème
chaleur des bergeries, on doit les faire curer
et avoir grand soin de leur faire donner de
l'air.

Quant au traitement curatif à opposer au
mal, il n'est rien moins que simple et con-
siste à faire l'ouverture des ampoules avec
une lancette ou un bistouri, afin de faire éva-
cuer la sérosité qu'elles renferment. Comme
il serait possible que cette humeur eût pénétré
sous la corne, qu'elle l'eût désunie d'avec ses
feuillets, on enlèverait de cette corne tout ce
qui en aurait été détaché par la matière, après
quoi on bassinerait bien la plaie avec un peu
d'eau de vie et d'essence de térébenthine,
mêlée ensemble par égale portion. La nature
fait le reste, comme il est dit à la note,
page 69.

Par une vieille habitude que le temps ni
l'expérience ne peuvent détruire en eux, les
bergers ont encore la sotte manie de panser
ces sortes de plaies avec des dessicatifs trop
actifs, plus faits pour accroître le mal que

propres à l'adoucir : de ce nombre sont le vitriol, le vert-de-gris, le sublimé corrosif, l'alun, la noix de galle, le gingembre, etc. Ils détrempent ensemble toutes ces substances, ou quelquefois même séparément dans de fort vinaigre, et s'en servent au besoin. D'autres personnes encore, par la même erreur, ou par le même défaut d'expérience, font usage de l'eau forte (acide nitrique), etc.

Lorsque le *mal-blanc* aura son siège sur la couronne, et qu'il aura pénétré jusque dans les sabots, il faudra, sans plus tarder, faire brèche à la paroi, et emporter toute la partie détachée de l'ongle, ensuite panser la plaie, comme je l'ai dit ailleurs : et, pour le peu de soin qu'on ait de lui, l'animal ne sera pas long-temps à recouvrer la santé.

DU FOURCHET DANS LES MOUTONS.

Extrait des instructions et observations sur les maladies des animaux domestiques, par feu M. Chabert, directeur des écoles vétérinaires, et membre de plusieurs sociétés.

Dans le nombre des maladies propres à certaines espèces d'animaux, il en est qui sont dues à une conformation particulière; telle est une tumeur douloureuse et inflammatoire qui affecte la partie inférieure des jambes des moutons, et à laquelle on donne le nom de *fourchet*. Elle est encore connue en différens lieux sous la dénomination de *crapaud*, de *crapaudau*, ou *crapaud-d'eau*, de *mal-blanc de pied*, de *piétain*, de *piété*, etc. Nous lui conserverons celui de *fourchet*, parce qu'elle désigne la partie de la jambe où se trouve le siège du mal.

Le *fourchet* n'attaque quelquefois qu'une ou deux extrémités, d'autres fois il les affecte toutes.

La tumeur qui constitue cette maladie dégénère en ulcère et en abcès; elle occasionne la perte du sabot, la fièvre, le dépérissement et la mort du mouton.

Tous les quadrupèdes sont sujets à des dépôts, à des ulcères de toute espèce dans les parties qui avoisinent le pied, comme partout ailleurs, mais la tuméfaction qui constitue le *fourchet*, n'affecte que le mouton, parce qu'il est le seul des animaux domestiques qui soit pourvu, à la naissance, de la division de ses paturons, de ses couronnes et de ses pieds, d'une cavité ou espèce de sinus tortueux dont l'entrée est infiniment plus étroite que le fond.

Cette entrée s'observe extérieurement à la partie antérieure et inférieure de la gouttière verticale que forme la peau dans le lieu où elle recouvre les deux os du paturon ; elle est très-étroite, et bordée par une aréole ou cercle blanchâtre, qui en diminue l'entrée ; elle laisse sortir un petit faisceau de poils que l'on retire assez facilement.

Le sinus qui répond a cette ouverture n'est point rectiligne : sa direction est d'abord horizontale dans un trajet de cinq à six lignes, puis elle se change et devient perpendiculaire en se contournant du haut en bas, et ensuite de devant en arrière, de manière qu'elle décrit un crochet dont le contour est haut et rapide.

Ce sinus est formé par un prolongement de la peau, qui n'est point perforée, ainsi qu'elle paraît l'être au premier aspect, mais seulement réfléchie et enfoncée entre les paturons, dans le lieu où elle forme ce sinus. Il est garni intérieurement de poils très-fins et très-courts, et il est criblé d'une infinité d'orifices qui répondent à un corps glanduleux dans lequel ce sinus est logé.

Ces orifices versent sans cesse et lentement,

dans l'intérieur de cette poche, une humeur
sébacée, grisâtre, et d'une odeur très-pénétrante (1).

Examinée extérieurement, après que l'un
des os du paturon a été enlevé, cette poche
est très-ample dans son fond ; comparée avec
la dimension de son col et de son entrée, elle
est enveloppée médiatement du corps glanduleux déjà cité, et qui fournit l'humeur qui se
filtre dans son intérieur. Cette poche reçoit,
au reste , quantité de vaisseaux artériels et
vaineux qui forment un lascis sur la surface, ainsi qu'un nombre très-considérable de
nerfs qui, se réunissant, lui servent, en quelque sorte , de gaîne.

Il résulte de cette description que cette partie est un véritable organe particulier au mouton, et destiné à l'élaboration et à la filtration
d'un suc propre à lubréfier l'angle et ses parties adjacentes, à entretenir la souplesse et la
flexibilité; à former enfin un émonctoire de

____

(1) L'humeur que cette poche contient exhale une odeur
si forte, que l'ébullition et la cuisson même ne peuvent la
dégager entièrement : il ne serait pas possible d'employer
en cuisine les pieds de moutons si l'on n'avait le soin , avant
de les faire cuire , d'en enlever la poche dont il est ici
question.

là même nature que ceux qu'on aperçoit sous le grand angle de l'œil, aux arcs, à la face interne et supérieure des cuisses, et sous le ventre. On ne peut douter que, comme eux, il ne serve à séparer du sang l'humeur onctueuse et épaisse qui s'y trouve en grande quantité, spécialement dans les moutons.

Quelque précaution qu'ait prise la nature pour la conservation de cet organe, il n'est cependant pas à l'abri des accidens ; il peut être, et il est effectivement affecté, ou symptomatiquement ou essentiellement.

Dans le premiers cas, tous les autres filtres de même nature le sont aussi ; c'est ce qui arrive dans les maladies graves, aiguës ou chroniques. Dans les premières ils sont desséchés, et l'humeur qu'ils fournissent est inodore ; elle se montre sous la forme de poussière ; dans les secondes, elles sont relâchées, boursouflées, et l'humeur qu'ils rendent a peu de consistance ; elle est en partie dissoute et quelquefois fort âcre. La première de ces opérations prouve le défaut de filtration et d'excrétion de l'humeur qu'ils fournissent dans l'état de santé ; et la seconde indique le relâchement et la faiblesse des solides, ainsi que le peu de consistance des fluides.

Lorsque cet organe est affecté essentiellement, c'est en lui que réside tout le mal ; c'est
alors que le *fourchet* a lieu : il s'annonce par
la chaleur et la douleur de la partie ; quelques
jours après elle, enfle et grossit ; cette tuméfaction continue d'augmenter , elle s'étend
bientôt sur tout le bas de l'extrémité et se prolonge souvent le long des canons jusqu'aux
genoux et jusqu'aux jarrets. L'animal boite
tout bas ; il ne se sert point de sa jambe malade ; si le mal est fixé sur les extrémités antérieures, il se tient à genoux ; s'il occupe
les extrémités postérieures, il reste couché,
souffre beaucoup, surtout si les deux membres
sont affectés en même temps, ce qui arrive
souvent. Le mal est bien moins grave lorsqu'il
n'attaque qu'un pied ; l'animal, dans ce cas,
va sur trois jambes assez facilement. Lorsqu'il
y a plusieurs jambes d'affectées, la bête dé-
périt promptement : la fièvre , la soif, le bat-
tement de flancs surviennent ; le mouton ne
peut suivre le troupeau ; plusieurs parties de
son corps , et spécialement les articulations
des boulets, des genoux, des jarrets, et les
hanches se tuméfient, s'ulcèrent et suppurent ;
les mouches déposent dans ces ulcères, comme
dans celui du *fourchet,* une quantité considé-

rable de semences vermineuses qui se manifestent d'autant plus fortement, que l'animal
prend moins d'exercice, et ces insectes paraissent d'autant plus vivans que l'animal est
plus affaibli.

L'ulcère du *fourchet* ayant fait des progrès,
la suppuration gagne les parties déclives, elle
pénètre sous l'ongle et elle occasionne la perte
des sabots; l'animal tombe dans l'émaciation,
et succombe bientôt.

Tels sont l'ordre et la marche de cette maladie abandonnée à elle-même; mais il est
rare que les propriétaires lui laissent faire tant
de progrès; ils les arrétent en envoyant l'animal malade à la boucherie. La viande n'a pas,
à beaucoup près, la même qualité que celle
d'un animal sain; elle n'est pas dangereuse,
mais elle n'est ni tendre ni succulente.

Cette maladie paraît affecter de préférence
les animaux les plus gras, les plus pesans.
Elle se manifeste dans toutes les saisons, mais
le plus souvent dans les plus grandes chaleurs,
rarement avant la tonte.

Les moutons des départemens méridionaux
y sont plus exposés que ceux des départemens
septentrionaux, et l'on observe, en général,
qu'elle est d'autant plus fréquente que les ter-

rains sur lesquels pâturent les animaux sont plus durs , plus arides , plus secs et plus échauffés par le soleil : ce qui prouve que la cause principale de cette maladie est due à la chaleur et à la fatigue qu'éprouvent les pieds de ces animaux. Ces causes donnent lieu à la raréfaction des humeurs , à leur séjour dans la partie , à la décomposition de l'humeur sébacée contenue dans le sinus dont nous avons parlé , à l'ulcération des parties qui le composent et qui l'entourent ; enfin à la suppuration de toutes les parties du pied , à la chute des sabots et autres désordres précités.

Le *fourchet* est , au reste , enzootique dans certaines communes de France ; telles sont celles qui bordent la Gironde , ainsi que celles qui sont situées dans le Bas-Médoc , sur le bord de la mer , dans les Pyrénées , etc.

La multitude des animaux qui en sont quelquefois attaqués , la fait regarder comme épizootique , et même comme contagieuse dans quelques circonstances. Quoi qu'il en soit , nous voyons dans cette maladie trois périodes ou trois temps bien distincts : le premier s'annonce par l'inflammation générale des parties qui environnent le sinus , et le troisième par la suppuration de ces mêmes parties et de la chair cannelée qui unit la paroi, composant le sabot, à l'os du pied.

Traitement du fourchet.

Dans la première période, il faut avoir recours à la saignée locale. Elle se pratique en faisant quelques scarifications dans toute l'épaisseur de la peau des couronnes ; il faut faire usage aussi des bains d'eau de rivière, ou autre, la plus pure, la plus fraîche possible, dans laquelle on laisse l'animal jusqu'aux genoux, et jusqu'aux jarrets même, pendant une heure. A la sortie du bain, on enveloppe les pieds malades avec de la suie de cheminée passée au tamis, et liée avec une quantité suffisante de vinaigre.

Si l'inflammation est plus forte, on saignera encore le mouton à la jugulaire. On lui donnera pour breuvage et pour lavement de l'eau légèrement vinaigrée. On continuera les bains et les cataplasmes jusqu'à parfaite guérison. Elle a ordinairement lieu, le mal étant pris dans sa naissance, le second ou le troisième jour.

Dans la seconde période, il faut nécessairement en venir à l'extirpation des parois du sinus, ainsi que du corps glanduleux qui l'entoure.

Pour cet effet, on incisera la peau sur le sinus, suivant le sens de la division des sabots : on séparera cette même peau de chaque côté des parois extérieures de ce sinus, on les traversera par une aiguille enfilée, on saisira de la main gauche les extrémités du fil, on agira avec le scapel, dont la main droite sera armée ; on disséquera le corps glanduleux, et on emploiera l'une et l'autre main pour l'enlever et l'extraire avec le sinus.

L'opération faite, on laissera saigner dans un seau d'eau fraîche, pendant cinq à six minutes, la partie opérée. On retirera le pied de l'eau, on le pansera avec des plumasseaux gradués, imbibés d'eau-de-vie ; on enveloppera tout le bas de l'extrémité des plumasseaux imbibés d'eau salée et vinaigrée ; on aura soin que les sabots soient séparés par quelques-uns de ces plumasseaux : on enveloppera le tout d'un linge qu'on fixera par quelques points de suture. Cette suture vaut infiniment mieux que les cordes et autres ligatures dont on se sert quelquefois, et qui serrent et étranglent la partie au point de donner lieu à la gangrène et à la mort.

Les pansemens subséquens seront les mêmes que ceux-ci ; ils auront lieu tous les jours, et le malade sera bientôt guéri.

Dans la troisième période enfin, il faut, outre l'opération précédente, procéder à l'enlèvement de la partie du ou des sabots qui se trouve détachée de l'os du pied.

Rien n'est plus simple que cette opération. On enlève la sole ; la partie de la paroi qui est désunie, est très-visible alors ; on fait brèche avec le bistouri sur cette partie ; on agrandit cette brèche en prenant le soin de ne point offenser l'os du pied, jusqu'à ce qu'on trouve la paroi bien saine ; on l'enlève en entier, si cela est nécessaire, parce qu'il est de fait que toute partie de l'ongle, une fois séparée par la peau, ne se réunit jamais.

Ce travail achevé, on laisse saigner et on panse comme dans le cas précédent. Toutes ces opérations qui, par elles-mêmes, sont indispensables, ne sont pas difficiles. Il n'y a point de berger intelligent qui ne puisse les pratiquer aussitôt qu'il les aura vu faire une fois. D'ailleurs il est facile aux uns et aux autres de s'exercer d'avance sur les pieds des moutons qu'ils pourront se procurer à la boucherie, ou sur ceux de ces animaux que la mort leur enlève, ce qui n'est pas très-rare, lorsque le troupeau est un peu nombreux.

Au surplus, il est inutile de prévenir ici que l'animal qui sera affecté du *fourchet*, et qui aura subi une opération, doit être laissé à la bergerie, et être nourri sobrement et abreuvé d'eau pure : mais nous croyons qu'il est indispensable de lui donner au plutôt les lavemens et les breuvages d'eau tiède, vinaigrée, prescrits plus haut, et même de les multiplier dans la journée pour ceux des animaux affectés qui paraîtront éprouver une douleur violente.

Dépôt de la liqueur spécifique.

Cette liqueur, inappréciable pour guérir la maladie des pieds des moutons, ne se trouve, pour le moment, que chez M. Chenu, maître en pharmacie et artiste vétérinaire, à Dourdan, arrondissement de Rambouillet, département de Seine-et-Oise. Pour la commodité du public, il se propose d'en établir des dépôts qu'il fera connaître.

Le prix de cette liqueur, en bouteille de chopine ou demi-bouteille, les plus grandes, est de 5 francs. On en trouvera également des

bouteilles de demi-septier, ou tiers de bouteille, pour les plus petites, qui se vendent
3 francs.

L'onguent de pied s'y trouvera aussi, à
3 fr. la livre.

Nota. Les demandes devront être accom-
pagnées de l'argent, et les lettres affranchies.

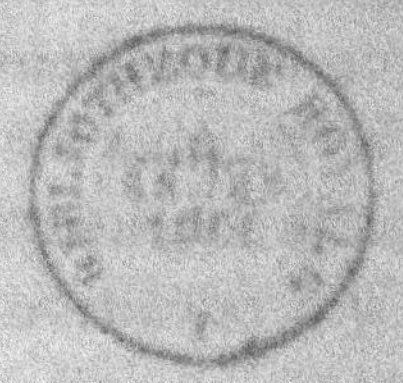

9 782329 255651